AF297891

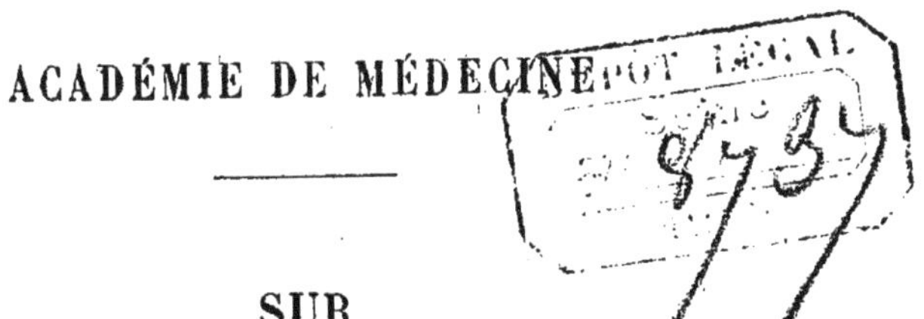

SUR

LES FAUX ABCÈS DES OS LONGS

ET

L'OSTÉITE A FORME NÉVRALGIQUE

QUI LES ACCOMPAGNE OU LES SIMULE

LU A L'ACADÉMIE DE MÉDECINE LE 5 OCTOBRE 1875

PAR

Le professeur L. GOSSELIN

Président de l'Académie de médecine, etc.

PARIS

G. MASSON, ÉDITEUR

LIBRAIRE DE L'ACADÉMIE DE MÉDECINE

PLACE DE L'ÉCOLE-DE-MÉDECINE

1875

LES FAUX ABCÈS DES OS LONGS

ET

L'OSTÉITE A FORME NÉVRALGIQUE

QUI LES ACCOMPAGNE OU LES SIMULE

(Lu à l'Académie de médecine le 5 octobre 1875)

———

Messieurs, l'étude clinique des maladies spontanées des os a fait en France depuis une quarantaine d'années des progrès considérables. La voie ouverte par Gerdy en 1836, lorsqu'il a décrit l'ostéite et ses trois caractères anatomiques fondamentaux : la vascularisation, la raréfaction et la condensation, a été suivie par les pathologistes qui nous ont fait connaître les variétés cliniques de cette maladie, et la relation de plusieurs de ces variétés avec les grandes infections chirurgicales d'une part, et avec le développement du squelette d'autre part.

Grâce aux travaux publiés dans ces deux directions par MM. Chassaignac, Th. Vallet, J. Roux, Schutzenberger, Ollier, Giraldès et autres, au nombre desquels il me serait permis de me citer, les cliniciens sont aujourd'hui bien autrement instruits sur la pathologie du système osseux, qu'ils ne l'étaient à l'époque où ils n'avaient dans la science et pour la pratique que la description de quatre lésions : la carie, la nécrose, le spina ventosa ou ostéosarcome et l'exostose.

Or, parmi les innovations qui se sont produites sur les conséquences de l'ostéite, il en est une importante, dont nous sommes redevables à un célèbre chirurgien anglais, Brodie. En 1836 d'abord, et dix ans plus tard en 1846, Brodie a fait connaître ses études sur les abcès circonscrits des os longs, et sur la possibilité de les ouvrir par la trépanation. Par les neuf observations qu'il a publiées, par l'innocuité de l'opération dans les sept cas pour lesquels il l'a faite, par les détails anatomiques de deux autopsies qu'il a eu l'occasion de pratiquer, Brodie a fixé l'attention sur cette forme rare d'ostéite, dans laquelle, après une longue durée de la maladie, et sans accompagnement nécessaire de nécrose, l'inflammation se termine par suppuration et par formation d'un abcès interstitiel plus ou moins profondément caché dans l'épaisseur de l'os, et sans communication avec l'extérieur. Quelques faits analogues avaient bien été publiés isolément par des chirurgiens antérieurs à Brodie ; mais, par cela même que ce dernier en a rapporté un plus grand nombre, il a excité les recherches et provoqué de nouvelles observations, dont quelques-unes ont été livrées à la publicité, si bien que M. le docteur Ed. Cruveilhier, lorsqu'il a publié à Paris (18 mars 1865) son intéressante thèse sur les abcès douloureux des épiphyses, a pu rassembler vingt-deux observations se rapportant d'une façon plus ou moins contestable à la maladie décrite par Brodie.

Ce mot *abcès douloureux des épiphyses*, employé par notre collègue des hôpitaux de Paris, m'entraîne à une petite digression et à une explication préalables. Il a bien l'avantage d'indiquer le caractère clinique principal de la maladie, savoir la douleur prolongée et rebelle ; mais cette autre qualification, *abcès des épiphyses,* a besoin d'être commentée. En effet, dans les cas rapportés par M. Cruveilhier, ce n'est pas toujours l'épiphyse proprement dite, c'est-à-dire la portion d'os située au-dessous de l'ancienne ligne cartilagineuse inter-épiphyso-diaphysaire, qui a été le siége de la cavité considérée comme abcès. Bien souvent cette cavité a été trouvée plus haut, à 1, 2 et même 3 centimètres au-dessus de l'ancienne ligne épiphysaire, assez haut même pour que quelques auteurs, et notamment notre savant collègue M. Broca, dans un cas très-intéressant de trépanation pratiquée pour un abcès interstitiel de l'humérus, aient cru pouvoir dire que cet abcès occupait le canal médullaire. Mais comme l'auteur nous fait savoir que cet abcès se trouvait à 4 ou 5 centimètres au-dessus de la surface articulaire inférieure de l'os, on peut croire qu'il s'était plutôt développé et enkysté dans le tissu aréolaire intermédiaire au canal médullaire et à l'épiphyse que dans le canal lui-même.

Ce qui ressort, en tout cas, du fait de M. Broca et de ceux de M. Cruveilhier, c'est que les abcès ont été trouvés plus souvent dans l'extrémité d'un os long que dans sa diaphyse, non loin de l'ancienne ligne épiphysaire, mais tantôt au-dessus, tantôt au-dessous d'elle, à l'une des places par conséquent qu'occupent habituellement les ostéites du jeune âge que j'ai nommées épiphysaires. Cela est d'autant moins étonnant que les abcès vrais ou faux des os, bien qu'observés souvent chez des adultes, se sont pourtant, dans un bon nombre de cas, développés sur un os depuis longtemps malade, et sur lequel l'ostéite et l'hyperostose consécutive avaient débuté pendant l'enfance ou l'adolescence ; de telle sorte que les abcès en question ont pu alors être à bon droit considérés comme un phénomène ou accident tardif de l'ostéite épiphysaire du jeune âge.

Il est temps, maintenant que j'ai en quelque sorte préparé le terrain, d'aborder la question principale que je désire soumettre à l'appréciation de l'Académie. Ces abcès circonscrits des os condensés par l'ostéite ont-ils une symptomatologie qui leur soit propre, et au moyen de laquelle on puisse en établir à coup sûr le diagnostic ? On le croirait volontiers en lisant les travaux que j'ai cités, et notamment les observations rapportées dans la thèse de M. Ed. Cruveilhier.

Voici quels sont ces symptômes. Tantôt le malade a eu dans son enfance, ou dans son adolescence, une ostéite épiphysaire qui s'est terminée soit par résolution, soit par suppuration et nécrose, mais qui a laissé à sa suite l'hyperostose et la condensation si bien décrites par Gerdy. La nécrose, si elle avait eu lieu, est terminée depuis longtemps, les séquestres sont sortis, les fistules sont cicatrisées, l'hyperostose seule a persisté, en n'occasionnant que des douleurs passagères et insignifiantes, puis peu à peu ces douleurs se sont accusées davantage, et ont fini par devenir assez violentes pour ressembler à celles qui précèdent et semblent préparer un abcès.

Tantôt il n'y a pas eu d'ostéite pendant le jeune âge, mais à la suite d'un coup un os long a été pris du même gonflement hyperostosique et des mêmes douleurs dont je viens de parler.

Dans ce second cas, de même que dans le premier, le mal a

occupé un os du membre inférieur, le fémur ou le tibia, et exceptionnellement, comme dans le fait de M. Broca, un des os du membre supérieur. Dans l'un et dans l'autre, d'ailleurs, les douleurs ont été le phénomène caractéristique. Elles ont été d'abord sourdes et supportables, n'ont pas empêché le malade de marcher, mais elles n'ont pas cessé ; elles ont même augmenté peu à peu d'intensité, en s'exaspérant la nuit par la chaleur du lit, le jour par les mouvements. Elles ont pris des caractères variables qui les ont fait comparer, par les patients, à des coups violents, à des pressions exagérées, à des battements, et qui leur ont fait donner, par les chirurgiens, les noms de douleurs *térébrantes*, *pertérébrantes*, *pulsatives*. Quelquefois un repos prolongé, une bonne position trouvée, ont donné un allégement momentané ; mais les souffrances sont revenues tôt ou tard, et toujours reprenant de temps à autre une exaspération cruelle. La marche (car je répète qu'il s'agit presque toujours du tibia ou du fémur) est devenue impossible, et les patients ont été condamnés soit à un repos continuel dans le lit, soit à une marche lente et pénible sur des béquilles. Ce qui a augmenté leur malheur, c'est que la souffrance a été de très-longue durée, a résisté à tous les traitements ou n'a été allégée par eux que d'une façon temporaire. Dans la plupart des observations, c'est après plusieurs mois, et souvent après plusieurs années de ces douleurs intolérables habituellement plus prononcées sur un point limité de l'os que sur les autres, que les chirurgiens ont songé à la trépanation.

Or, je le demande de nouveau, ces symptômes, et surtout cette douleur vive et rebelle, sont-ils exclusivement caractéristiques de l'abcès osseux? Je vais répondre à la question : 1° par l'exposé succinct de six faits qui m'appartiennent ; 2° par l'analyse critique de ceux que les auteurs ont fait connaître. Il ne me restera plus ensuite qu'à tirer les conclusions.

I. *Exposé succinct de mes propres observations.* — Dans le mois d'avril 1864 j'avais dans mon service, à l'hôpital de la Pitié, une jeune fille de dix-sept ans, dont la constitution n'était ni scrofuleuse, ni entachée de syphilis, mais qui avait conservé une chloro-anémie à la suite d'écoulements de sang provenant de plusieurs nævi congénitaux qu'elle portait au côté gauche de la paroi abdominale. Bien que ces écoulements eussent cessé depuis trois ans, c'est-à-dire depuis l'apparition des menstrues, néanmoins, ils avaient laissé la chloro-anémie, modérée d'ailleurs, et non compliquée d'hystérie apparente.

. La malade était entrée à l'hôpital pour une douleur à la partie inférieure de la cuisse droite, douleur qui paraissait avoir eu d'abord une origine spontanée, mais qui avait cependant été sensiblement augmentée par une contusion. Une grosse pierre, disait la patiente, lui était tombée sur la cuisse. La douleur avait commencé neuf ans auparavant, à l'âge de huit ans, avait déterminé de la claudication, mais ne l'avait pas empêchée de marcher et de se livrer à quelques travaux; seulement elle n'avait jamais disparu et avait même augmenté peu à peu d'intensité, si bien que la malade, quand elle vint nous demander un lit, ne pouvait plus marcher, souffrait nuit et jour, et avait de temps à autre des exacerbations atroces. Nous ne trouvâmes ni rougeur, ni empâtement, ni abcès sous-cutané ou sous-aponévrotique, seulement nous sentîmes un gonflement diffus très-prononcé qui paraissait bien appartenir au fémur hypertrophié, et qui occupait son tiers inférieur. Il y avait de plus, par moments, un peu de chaleur à la main. Nous avions évidemment affaire à une ostéite chronique occupant le tiers inférieur du fémur. Mais pourquoi cette ostéite, qui n'offrait ni les symptômes généraux, ni la marche d'une ostéite suppurante habituelle et d'une nécrose, était-elle donc si douloureuse ? Après avoir inutilement essayé, pendant deux mois, le repos, les narcotiques de tous genres et l'iodure de potassium, je pensai, vu l'analogie avec les symptômes signalés par Brodie, qu'il s'était formé un des abcès circonscrits et profonds décrits par cet auteur, et je pratiquai, le 24 juin, le trépan avec un perforatif à main que je fis pénétrer successivement, sur deux points du fémur, à plus de 2 centimètres de profondeur et à travers un tissu osseux très-dense, sans faire écouler le moindre liquide purulent. Le stylet, conduit par les deux ouvertures, ne rencontra aucune portion osseuse dénudée et nécrosée, et il parut se mouvoir dans une cavité assez spacieuse ; cette cavité était-elle le canal médullaire lui-même à sa partie inférieure, ou bien une cavité accidentelle qui s'était creusée dans l'épaisseur de l'os pendant ou après sa condensation ? Je ne sais, mais le point important c'est que, malgré les douleurs persistant depuis plusieurs années et devenues très-intenses depuis quelques mois, il n'y avait pas d'abcès. La malade ne fut pas soulagée tout d'abord, et pendant les quatorze ou quinze mois qu'elle est restée sous mes yeux, les douleurs ont persisté, mais en diminuant peu à peu d'intensité, et sans qu'une fistule se fût établie au niveau de l'opération. Les circonstances firent que, dans les premiers mois de 1865, cette jeune fille fut emmenée en Amérique, et nous apprîmes, à la fin de l'année, qu'elle avait envoyé de ses nouvelles à la religieuse de la salle. Elle disait se trouver beaucoup mieux, marcher sans béquilles, n'éprouver plus que des douleurs passagères et peu intenses. Aucun abcès, d'ailleurs, ne s'était montré.

2° *observation.* — Un peu plus tard, le 14 juillet 1867, une femme de trente-neuf ans entrait à l'hôpital de la Pitié pour une douleur du tibia gauche qui avait été produite par un choc violent contre un poêle. La malade était alors enceinte de quatre mois ; à partir de ce moment, jusqu'à l'époque de son accouchement, et encore après, elle éprouva les douleurs violentes et rebelles dont j'ai tracé le tableau. Il y avait en même temps, et toujours sans symptômes généraux, un gonflement allongé du tiers inférieur du tibia. Après avoir assisté pendant deux mois, sans pouvoir les soulager par aucun moyen, au spectacle des douleurs déchirantes dont se plaignait la patiente, je lui proposai, et elle accepta une trépanation. Je plaçai, cette fois, une petite couronne de trépan sur la face interne du tibia, et lorsqu'une sensation de résistance vaincue me fit penser que j'étais arrivé dans une cavité après avoir traversé un tissu osseux très-dense, j'agrandis l'ouverture avec la gouge et le maillet, de manière à donner à la gouttière de l'évidement 4 centimètres de longueur sur 1 de largeur. Cette fois encore je ne trouvai pas une goutte de pus, la plaie se cicatrisa très-régulièrement et sans accident, mais il n'y a eu aucun soulagement, et j'ai perdu la malade de vue au bout de deux mois.

3° *et* 4° *observations.* — Ce même résultat, c'est-à-dire l'absence de pus dans le cours d'une trépanation et d'un évidement pratiqués pour des douleurs intolérables du tibia, a été observé par moi sur deux autres malades : une jeune fille de quinze ans et une femme de vingt-huit ans. La première avait eu, à l'âge de six ou sept ans, une ostéite aiguë sus-épiphysaire suivie de nécrose, pour laquelle j'avais retiré moi-même un long séquestre. La guérison avait eu lieu, mais l'enfant avait conservé une notable hyperostose. C'est au bas de cette hyperostose, non loin de l'articulation tibio-tarsienne, qu'avaient apparu, quelques années plus tard, les douleurs intolérables pour lesquelles j'avais été rappelé auprès d'elle. Je l'opérai le 23 octobre 1873, avec l'assistance de M. le docteur Leroy. Deux trépans perforatifs furent placés à plus de 2 centimètres de profondeur dans l'épiphyse. Les deux ouvertures furent réunies en manière d'évidement au moyen de la gouge et du maillet. Je ne vis, à aucun moment, sortir du pus. La malade n'a pas été soulagée immédiatement, mais elle le fut peu de temps après. La plaie était cicatrisée le 23 novembre ; à partir de ce moment les douleurs s'effacèrent de plus en plus, et la marche devint de plus en plus facile. M. Leroy a eu plusieurs fois de ses nouvelles jusqu'à la fin de 1874, et à part deux poussées de courte durée, la jambe n'a plus été le siège des douleurs incessantes qui existaient avant l'opération.

La seconde n'avait pas eu d'ostéite épiphysaire suppurée dans son jeune âge, et ses douleurs, comme chez ma deuxième malade, avaient eu pour origine un choc violent de la jambe contre un corps résistant. Après une période de plus de deux années, pendant lesquelles toute espèce de traitement échoua, je fis, de concert avec mon ami le docteur Henri Bergeron, la trépanation et l'évidement dans le tiers inférieur du tibia. Je n'ai pas trouvé de pus, mais il m'a semblé qu'à un certain moment il s'échappait un liquide séreux, et que le stylet entrait dans une petite cavité. La chose a été difficile à apprécier rigoureusement au milieu du sang que fournissait l'os entamé. En tout cas, il est certain que ce n'était pas une cavité purulente. Cette fois encore, non-seulement la malade n'a éprouvé aucune suite fâcheuse de l'opération, mais les douleurs, après avoir persisté quelques semaines, ne tardèrent pas à s'amoindrir, puis elles cessèrent tout à fait, et j'ai revu plusieurs fois, pendant les années suivantes, la malade en très-bonne santé, ne souffrant plus de sa jambe, et attribuant à l'opération la cessation complète de ses souffrances.

5ᵉ *observation.* — J'ai fait une cinquième fois la trépanation à blanc sur un jeune homme de vingt-trois ans, qui avait eu une ostéite épiphysaire suppurée dans son enfance, et chez lequel était survenue depuis quelques mois une nouvelle poussée inflammatoire sans symptômes généraux, mais avec les douleurs intolérables que nous connaissons. Cette fois il est survenu consécutivement à l'opération une infection purulente suivie de mort; mais j'ai reconnu à l'examen de la pièce qu'il s'agissait d'une ostéite suppurée diffuse de l'extrémité inférieure du tibia et de l'articulation voisine, et non pas de l'ostéite suppurée circonscrite à laquelle m'avaient fait croire les douleurs persistantes, violentes et rebelles dont j'avais été témoin. J'ai cependant trouvé dans l'épaisseur du tissu spongieux, condensé en quelques points, mais raréfié dans une grande partie de son étendue, une petite cavité dans laquelle le trépan perforatif avait pénétré sans amener de pus. Cette cavité était tapissée par une membrane rougeâtre, et celle-ci était elle-même recouverte d'une couche grise épaisse qu'on pouvait considérer comme du pus concret. Seulement cette cavité n'était pas un abcès véritable, puisqu'elle ne renfermait pas de pus coulant, et qu'aucun liquide n'était sorti au moment où mon perforatif l'avait ouverte.

6° Dans ma sixième observation, il s'agit non plus d'un trépan, mais d'un examen anatomique fait après l'autopsie d'un membre amputé de la cuisse. La malade, âgée de cinquante ans, souffrait de l'extrémité inférieure du fémur droit depuis plus de vingt années, sans que la cause en ait été bien connue. Les douleurs avaient acquis depuis dix ans une intensité cruelle, et rien ne les calmait. Un abcès et une nécrose très-limitée avaient eu lieu; l'abcès était encore fistuleux, lorsque cette femme est entrée à l'hôpital de la Charité vers la fin d'octobre 1867. Mais je ne sentais au fond du trajet ni dénudation très-étendue ni séquestre mobile. Il me paraissait évident que les douleurs ne pouvaient pas tenir à ce reste insignifiant de nécrose, et qu'il fallait les attribuer à une ostéite générale, suppurée partiellement peut-être, de l'extrémité inférieure du fémur hyperostosée. La malade réclamait impérieusement l'amputation qu'elle entrevoyait comme la seule ressource contre ses souffrances continuelles. J'accédai à son désir, et malheureusement elle fut emportée par une infection purulente. A l'examen de la pièce je trouvai, avec une légère hyperostose générale de la partie inférieure du fémur et une éburnation de presque tout le parenchyme de l'épiphyse, une petite cavité de 8 à 10 millimètres de diamètre, contenant de très-petites esquilles, une sorte de poussière osseuse avec une très-faible quantité de pus, qui, si l'on avait fait l'opération du trépan, n'aurait certainement pas été aperçue, soit parce qu'elle n'aurait pas été expulsée, soit parce qu'elle aurait été masquée par le sang.

Tels sont, messieurs, les faits dont j'ai été témoin, et assurément j'ai le droit d'en tirer une première conclusion, c'est que les douleurs prolongées et rebelles, au niveau d'un os hypertrophié qui a suppuré autrefois ou qui n'a jamais suppuré, n'annoncent pas nécessairement et inévitablement un abcès; c'est qu'ensuite dans l'épaisseur de ces os hypertrophiés et même éburnés on trouve quelquefois de petites cavités contenant, soit un pus épais et non coulant, soit de la sérosité, soit de petites esquilles. Ces cavités ont-elles été autrefois des abcès, dont le pus s'est résorbé? Sans avoir été des abcès, ont-elles été le produit de cette altération si singulière des os enflammés que Gerdy appelait raréfaction, et qui peut en effet ou précéder ou accompagner la condensation? Je ne puis avoir d'opinion absolue sur ces points. J'ai le droit de dire seulement que ces cavités bizarres de l'hyperostose et de l'ostéite condensante, quand surtout on observe les douleurs habituellement attribuées, depuis Brodie, aux abcès interstitiels, sont de faux abcès.

Une autre question se présente. Ces faux abcès, c'est-à-dire ces cavités sans pus coulant, ont-ils été le siége et la cause des douleurs vives qu'ont ressenties les malades? Je suis d'autant moins disposé à le croire que, dans trois au moins de mes observations, je n'ai rencontré, après le trépan, aucune espèce de cavité, et cependant les malades avaient éprouvé les mêmes souffrances que ceux chez lesquels on a trouvé, soit un faux abcès, soit un abcès véritable. A quoi donc alors tenaient les douleurs, et pouvaient-elles être amoindries par la trépanation ou l'évidement que j'ai pratiqué? Je répondrai à la question, lorsque j'aurai étudié, au point de vue des vrais ou des faux abcès, les observations consignées dans les auteurs, celles au moins qui sont rassemblées dans la thèse de M. E. Cruveilhier.

II. *Observations des auteurs.*— J'y trouve dix-sept observations, dont sept appartenant à Brodie; dans lesquelles la trépanation a été faite pour des douleurs rebelles semblables à celles dont j'ai donné la description. Dans douze d'entre elles, le chirurgien a bien cru avoir ouvert un abcès et fait sortir du pus. Il en est ensuite une, celle de J.-L. Petit, dans laquelle la chose n'est pas indiquée assez positivement pour qu'on puisse être sûr qu'il s'agissait bien d'un abcès osseux. Puis, dans les quatre autres qui appartiennent : deux à Brodie lui-même, une à Nélaton, une à notre collègue, M. Richet, le trépan n'a pas donné issue à du pus. Une fois il paraît avoir ouvert une cavité contenant un liquide qu'on crut séro-purulent (Brodie), une autre fois on crut voir sortir de la sérosité (Nélaton), une troisième fois on ne parle que de fongosités (Richet). Dans un dernier cas, qui est un de ceux de Brodie, le chirurgien n'a même trouvé aucune cavité.

J'ai à citer un dernier fait dans lequel il s'agit, non plus de trépanation, mais d'une autopsie pratiquée à la suite d'une amputation de jambe sur un garçon de trente-deux ans. Celle-ci avait été faite par M. Richet pour des douleurs violentes et rebelles, qui dataient d'une vingtaine d'années, et qui étaient survenues au bas d'un tibia hyperostosé à la suite d'une ostéite aiguë de l'enfance (à l'âge de quatre ans). Sans insister sur tous les détails de l'examen anatomique, je ferai seulement observer qu'au centre de l'extrémité inférieure du tibia condensée et éburnée, se trouvait une cavité assez spacieuse (4 centimètres en hauteur et 15 millimètres en largeur), qui était tapissée par une membrane pyogénique. Or, l'auteur, M. Richet, en décrivant cette cavité, ne nous dit pas positivement qu'elle contenait du pus. Il dit bien que c'était un abcès, mais comme il ne parle pas du contenu de cet abcès, et qu'il paraît même décrire une cavité sans liquide, je me prends à douter et à croire qu'il s'agissait encore d'une de ces excavations accompagnant parfois l'ostéite condensante, qui ont été peut-être des abcès dont le pus s'est résorbé, mais qui peut-être aussi ont contenu ou de la sérosité ou tout simplement de la substance fongueuse, et qui dès lors n'étaient probablement pas le siége et la cause des douleurs intolérables accusées par le patient. Si M. Richet nous assure qu'il a vu le pus

dans ce cas, et que c'était bien un abcès, je suis prêt à rec-
tifier mon interprétation, et à ranger son fait parmi ceux
d'abcès vrais et non parmi ceux d'abcès faux.

III. *Conclusions.* — Il n'en restera pas moins vrai qu'en réunis-
sant mes propres observations et celles des autres chirurgiens,
la science possède neuf cas au moins, peut-être dix, dans lesquels
après l'existence des douleurs considérées comme caractéristiques de l'abcès interstitiel des os, tantôt on n'a pas trouvé du
tout de cavité, tantôt on a trouvé une cavité, mais qui ne contenait pas de pus ou qui contenait une matière puriforme épaisse,
laquelle n'aurait pu s'écouler au dehors après l'opération du
trépan ; ce sont les cavités de ce genre que je considère comme
de faux abcès.

Quelles conclusions tirer de ces observations ? On a le droit
de m'en demander de deux sortes. D'abord, quelle explication
ai-je à donner de ces douleurs rebelles qui n'ont pu être attribuées à la formation et à la présence du pus ? Ensuite, que faut-il
penser de la trépanation et de l'évidement appliqués aux cas
de ce genre ?

Pour la première, j'ai donné la réponse dans mes leçons qui
ont été reproduites dans la thèse de M. Nadaud : *Sur l'ostéite à
forme névralgique* (Paris, 1868, n° 138) et dans ma *Clinique de
l'hôpital de la Charité* (t. Ier, p. 270). J'ai parlé de sujets chez
lesquels l'ostéite condensante des os longs, en devenant chronique après avoir présenté d'abord la forme aiguë, ou bien en
prenant d'emblée la forme chronique, est le siége de douleurs
rebelles que nous ne pouvons, vu l'absence de phénomènes
inflammatoires locaux et généraux proportionnés, attribuer à
autre chose qu'à une névralgie ou à une névrite osseuse. Nous
savons, depuis les recherches de Kobelt, Gros et Kölliker, que
les os longs sont pourvus de nerfs qui se distribuent dans leur
périoste et dans leur moelle. Il est probable qu'enflammés par
continuité ou comprimés à la suite de la condensation des
canaux osseux dans lesquels ils passent, ces nerfs occasionnent
des souffrances comparables à celles qu'occasionne la carie
dentaire dans les branches du trifacial.

Je ne suis pas en mesure de donner la démonstration anatomique de cette névrite accompagnant l'ostéite. Mais j'ai, à l'appui
de ma manière de voir, d'autres faits que ceux dont j'ai parlé

plus haut. J'ai d'abord les cas de douleurs vives et prolongées
consécutives à certaines fractures de la jambe. J'ai vu des sujets,
surtout des femmes hystériques, souffrir pendant des années à
la suite de ces fractures. Je n'ai pas cru chez elles à des abcès,
parce que les fractures avaient été simples, et qu'il n'est pas
ordinaire que les fractures simples se terminent par suppuration, même tardivement. Ensuite j'ai vu au bout de quelques
mois la souffrance s'amoindrir, et plus tard se dissiper. Je l'ai
attribué à ce qu'à la suite des fractures, l'ostéite, même lorsqu'elle se prolonge longtemps, subit habituellement un mouvement de résolution, et à ce que cette résolution avait pu se faire
sur le nerf lui-même enflammé par voisinage ou sur le canal
osseux qui l'enfermait et qui, momentanément devenu trop
étroit, avait repris un peu plus de largeur par le fait même de
cette résolution.

Dans les ostéites condensantes spontanées, au contraire, dans
celles qui ont été aiguës et suppurantes pendant le jeune âge,
et qui se prolongent sous forme chronique durant plusieurs
années, il est possible que le mouvement de résolution dont je
parle soit plus lent et plus difficile à produire. Je ne veux pas
aller trop loin dans ces théories que je reconnais un peu hypo-
thétiques. Mais je ne vois pas d'autre explication possible de
ces douleurs qui ne tiennent pas à la suppuration, et de leur
disparition spontanée dans certains cas.

Ce que je viens de dire me met cependant plus à l'aise pour
répondre au second ordre de questions qui peuvent m'être
faites: Que penser de la trépanation dans ces cas d'abcès faux,
ou d'abcès nuls? a-t-on eu raison de la faire? Doit-on conseiller d'y recourir encore dans des cas analogues? Je n'hésite
pas à répondre par l'affirmative. D'abord entre les cas dans
lesquels l'abcès parenchymateux vrai et coulant existe incon-
testablement, et ceux dans lesquels il n'existe pas, je ne connais
pas de diagnostic absolu possible; il n'y a qu'un diagnostic de
présomption. La présence du pus est plus probable lorsque les
douleurs surviennent dans une hyperostose consécutive à une
ostéite suppurée du jeune âge. Elle est moins probable lorsque
l'hyperostose est survenue sans suppuration antérieure, elle est
moins probable aussi lorsque les douleurs intolérables existent
chez une femme et surtout chez une femme nerveuse et hysté-

rique, que quand on les observe, toujours sans suppuration antérieure, sur des hommes.

Mais il n'y a pas à compter sur autre chose que sur des présomptions, et comme dans un nombre imposant de faits, douze sur vingt-deux, des chirurgiens autorisés affirment avoir trouvé du pus, et qu'en définitive la présence de ce liquide, sorte de corps étranger au milieu de l'os, peut être la cause des souffrances, il vaut mieux en cas de doute recourir à cette ressource qu'en priver les malades par une temporisation indéfinie qui serait un excès de prudence.

J'ai deux autres raisons pour conseiller d'agir en pareil cas : c'est que d'abord la trépanation et même l'évidement, pratiqués sur des os éburnés, sont presque sans danger. Autre chose est d'ouvrir et d'exposer à l'ostéite suppurante aiguë un os qui est dans cette condition (de condensation), et un os qui est dans son état anatomique normal. Le premier est moins vasculaire et surtout moins graisseux ; par cela même il est moins exposé à l'inflammation intense et surtout à l'inflammation putride, que lorsqu'il est dans son état anatomique normal. N'avons-nous pas d'ailleurs à notre disposition le pansement ouaté, qui modère l'inflammation et favorise l'établissement, sans accidents, de la membrane pyogénique sur l'os mis à nu? On peut m'objecter, il est vrai, quoique ce soit le seul cas sur les vingt et une trépanations que j'ai citées, qu'un de mes malades a eu une infection purulente. Mais, par exception, je n'avais pas eu affaire, comme je l'avais cru, à une ostéite condensée aussi étendue que dans les autres cas; j'avais eu affaire à une ostéite suppurée, diffuse et raréfiante, accompagnée d'un faux abcès ; et enfin je n'avais pas employé le bandage ouaté, qui n'était pas connu encore à cette époque.

Un autre motif, c'est qu'en définitive la trépanation peut être suivie d'une amélioration dans les cas de faux abcès avec névrite osseuse. J'en ai cité comme exemples ma troisième et ma quatrième observation, et peut-être pourrais-je citer aussi ma première, quoique le succès ait été beaucoup plus tardif, et soit venu après un changement de climat, lequel changement a pu exercer une influence heureuse sur le système nerveux de la malade et sur la névralgie osseuse qui accompagnait son ostéite condensante.

Je comprends d'ailleurs l'amélioration par l'intervention possible, après l'opération, du mouvement résolutif dont je parlais
tout à l'heure à propos des fractures. L'opération, en définitive,
provoque une nouvelle ostéite aiguë. Or n'est-il pas possible
que, celle-ci se terminant par résolution, le même mouvement
se propage à la portion de l'os voisine du nerf douloureux ? Et
ce qui me fait croire que le trépan peut agir de cette façon,
c'est que, même dans les cas où l'abcès a été trouvé, on est
loin de signaler toujours comme conséquence un soulagement
immédiat et prompt. Le silence, sur ce point, des auteurs qui
s'applaudissent tout simplement d'avoir trouvé du pus, me fait
penser que la douleur n'a disparu que beaucoup plus tard,
c'est-à-dire à l'époque où a pu cesser cette autre cause qui con-
tribuait peut-être aussi à l'entretenir, l'étreinte des filets nerveux dans des canaux condensés.

Je résume ce travail par les trois propositions suivantes :

1° Dans les os longs condensés par une ancienne ostéite, il
peut exister des cavités qui ne sont pas des abcès et des douleurs à forme névralgique qui ne tiennent pas à la présence de
ces cavités ;

2° L'ostéite à forme névralgique peut même exister sans aucune cavité accidentelle, mais toujours dans l'os hypertrophié
par une ancienne ostéite ;

3° La trépanation peut être utile et est peu dangereuse dans
les cas d'hyperostose avec ostéo-névralgie.

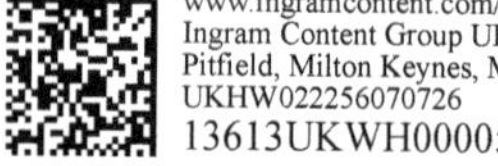
www.ingramcontent.com/pod-product-compliance
Ingram Content Group UK Ltd.
Pitfield, Milton Keynes, MK11 3LW, UK
UKHW022256070726
13613UKWH00005B/2337